AF233280

A M. N...

LETTRE SUR

LE CHOLÉRA

DES MOYENS

PRÉVENTIFS, ABORTIFS ET CURATIFS

QUI LUI CONVIENNENT.

PAR M. LE Dʳ BALDOU.

Prix : 1 Franc

PARIS

Chez l'Auteur, Boulevard de Neuilly, 138

—

J.-B. BAILLIÈRE ET FILS

LIBRAIRES DE L'ACADÉMIE IMPÉRIALE DE MÉDECINE

Rue Hautefeuille, 19, à Paris.

Londres,	Madrid,	New-York,
HIPPOLYTE BAILLIÈRE.	C. BAILLY-BAILLIÈRE.	BAILLIÈRE-BROTHERS.

LEIPZIG, E. JUNG, TREUTTEL, QUERSTRASSE, 10.

A M. N...

LETTRE SUR

LE CHOLÉRA

Des Moyens

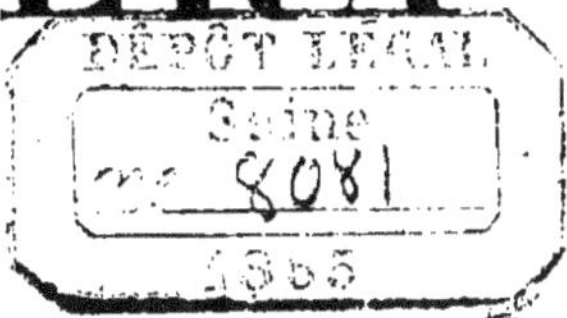

PRÉVENTIFS, ABORTIFS ET CURATIFS

QUI LUI CONVIENNENT

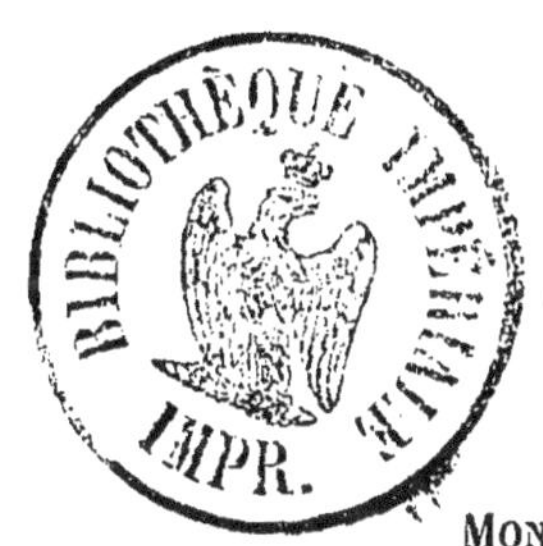

Mon cher Ami,

Quand un souverain reçoit d'une puissance voisine une déclaration de guerre, peut-il s'endormir dans l'insouciance et le mépris de son ennemi? Ou bien, doit-il préparer ses moyens de défense, visiter ses arsenaux, réunir ses forces pour être en mesure d'opposer une résistance proportionnée à l'attaque?

Eh bien! ne sommes-nous pas dans la position de ce souverain menacé, attaqué même par l'ennemi? Chaque individu, en France et en Europe, n'est-il pas menacé, dans sa personne et dans celle de tous les membres de sa famille, par un ennemi qui peut l'assaillir à chaque instant?

Un péril connu est à moitié vaincu. Ne craignons donc pas de regarder le danger en face. Étudions, sachons quelle est sa puissance, puis examinons ce que nous pouvons contre lui.

Cet ennemi n'est pas un inconnu pour nous; malheureusement pour le passé, mais heureusement pour le présent, nous n'en sommes pas à nous rencontrer avec lui pour la première fois; nous savons qui il est, c'est le choléra asiatique.

Mais précisément parce que nous le connaissons, parce que nous avons eu plusieurs luttes à soutenir contre lui, nous savons quelle est sa puissance contre nous, nous connaissons ce que nous pouvons contre lui, l'expérience a parlé.

1865

Oui, notre puissance contre lui est grande, mais elle est paralysée par l'ignorance et la terreur chez les uns, par l'insouciance chez les autres, ceci c'est la part des particuliers; par de faux calculs de prudence des autorités; je parle de mon pays, de la France.

Voyons comment se justifient mes propositions :

Et, d'abord; qu'est-ce que le choléra? Est-il un gaz, un liquide, un solide?

Savons-nous la nature physique du miasme paludéen qui nous donne la fièvre intermittente ? Non. Et pourtant, nous combattons ses effets avec une exactitude presque mathématique.

Le choléra se propage-t-il par contact ou par infection? Le oui et le non ont leurs partisans. Mais qu'importe, puisque l'expérience a prouvé que, contagieux ou infectieux, il a déjoué toutes les quarantaines, passé par-dessus les cordons sanitaires les plus vigilants.

Si nous fermons portes et fenêtres, il passe par les fissures. Ouvrons donc toutes grandes portes et fenêtres, du moins nous ne nous priverons pas d'air et de lumière.

Voilà un point réglé; nous ne pouvons éviter la visite de notre ennemi, si l'envie lui prend de nous la faire.

Faut-il fuir devant lui, se réfugier à la campagne, nous sauver dans des contrées lointaines?

A la campagne! il saura bien vous y trouver, et là il vous tiendra bien, car vous n'aurez pour vous défendre ni médecin ni pharmacien, pas même, peut-être, une garde-malade.

Vous sauver au loin! il vous faudra courir vite; car lui voyage parfois par bonds prodigieux, et vous êtes exposés, d'étapes en étapes, à faire le tour du monde : et, peut-être, à l'une de vos étapes, le trouverez-vous déjà arrivé.

Donc, restez chez vous, si vous n'êtes pas plus mal qu'ailleurs.

Mais alors, cher docteur, me direz-vous, faut-il donc que je reste chez moi les bras croisés, disant comme le Turc : Allah!

Dieu me garde du fatalisme! non, vous n'êtes pas condamné à l'impuissance vis-à-vis du choléra, au contraire, car vous allez voir que rien n'est plus facile que de le vaincre aussitôt qu'il se manifeste à vous par une première atteinte. Je serais plus dans le vrai en disant par une menace d'atteinte; car, comme vous allez voir, cet ennemi n'est pas si méchant qu'on veut bien le dire; et, comme les anciens preux, il a soin de vous prévenir courtoisement qu'il va vous attaquer.

J'ai dit qu'il fallait étudier l'ennemi et ses moyens d'attaque.

Les épidémies précédentes nous ont mis à même de faire ces études; elles nous ont appris que le choléra n'attaque jamais gravement un individu inopinément et subitement. Au contraire, il le touche tout doucement, comme on touche un dormeur à qui l'on veut éviter un réveil en sursaut... et lui dit : mon ami, je suis là, mettez-vous en garde.

C'est là un fait qui a été constaté par l'immense majorité des médecins en France. Mais il s'est montré des opinions négatives, comme il s'en présente en toute question, surtout quand elle est étudiée isolément. Mais quand cette question a été étudiée avec ensemble et par toute une nation, comme il est arrivé en Angleterre, la contradiction a été mise à néant.

Les Anglais, avec leur esprit logique et persévérant, se sont mis à l'œuvre; ils ont entrepris avec ensemble un travail de statistique sur cette question. Et quand ils ont réuni les produits de cette enquête faite sur toute la population du pays, ils ont trouvé que, sur des milliers de cas de choléra, on avait toujours pu constater que le choléra confirmé avait été précédé de cholérine.

Seuls, dix cas paraissaient en dehors de cette loi. Cette première enquête n'avait pu constater qu'ils eussent été précédés de cholérine.

On aurait pu négliger ces dix cas, qui, relativement à des centaines de mille, n'étaient que des exceptions; l'exception confirme la règle, aurait-on pu dire.

Mais les Anglais ne sont pas gens à s'arrêter avant d'arriver au bout d'une entreprise.

Ils ont procédé à une seconde révision de ces dix cas. Ils sont parvenus à prouver que, dans neuf de ces cas, la cholérine avait existé. Le dixième a été la seule et unique exception.

Admirable travail ! résultat précieux !

En effet, qu'est-ce que la cholérine ?

C'est une diarrhée, la plus bénigne, la moins incommode que vous puissiez imaginer. Aussi délicate que le premier bourgeon du printemps. Et de même que ce bourgeon se rompt au plus faible effort, de même la cholérine cédera aux plus simples des moyens diététiques. Quelques tasses d'infusion de thé, de tilleul, de camomille, ou tout autre végétal légèrement aromatique, aidées, additionnées d'une petite quantité de rhum, de chartreuse, d'alcool de mélisse, etc., le repos et l'abstinence d'aliments, feront disparaître la cholérine dans le courant de la première journée.

Si, par une cause quelconque, la cholérine ne cédait pas à ces moyens, ou si vous voulez, par prudence, être plus sûr de la voir éloignée sans retour, le lendemain une bouteille de sedlitz garantira votre repos physique et moral.

Voilà ce que l'expérience vous enseigne à vous qui pouvez et qui savez me lire et à ceux qui le savent comme vous.

Mais cette classe si nombreuse qui n'a ni le temps ni le savoir pour lire et comprendre, peut-on la laisser ainsi déshéritée des leçons de l'expérience ?

Si les Anglais sont logiques en pensée, ils le sont aussi en action, en pratique. Ils ont institué à Londres, dans chaque quartier, des comités composés des citoyens les plus aisés ; et chaque membre du comité a été chargé de visiter, chaque jour, toutes les habitations ouvrières ou pauvres de sa section; là il s'informait s'il n'y avait pas de malade.

Le plus souvent la première réponse était négative; mais il insistait, et il finissait par apprendre qu'un ou plusieurs membres de la famille étaient atteints de diarrhée ; mais elle était si peu de chose qu'elle n'empêchait pas le père d'être à l'atelier, la mère de soigner son ménage, les enfants de jouer ou d'être à l'école. Le visiteur éclairait la mère sur la véritable importance de cette diarrhée ; il courait à l'atelier, à l'école, lesm édicaments appropriés étaient distribués.

Combien d'individus touchés par la mort à leur insu, et qui lui ont échappé grâce à cette admirable institution !

Et chez nous, que faisons-nous ? nos édiles ne bougent pas. Pourtant chacun sait que jusqu'ici ils n'ont rien négligé pour ne pas mériter l'épithète de fainéants.

Il est impossible qu'ils ignorent les mesures si salutairement prises par les Anglais. S'ils ne les imitent pas, ils ont un motif ; sans doute celui-ci : il ne faut pas alarmer la population.

Cette raison a eu son temps, mais il est passé. Dans ce moment, *le choléra est à Paris*, court de bouche en bouche, c'est le sujet de toutes les conversations, c'est l'objet des préoccupations de chacun. Aux yeux effrayés de tous, la plus petite indisposition devient un choléra asiatique ; pour ma part, j'ai eu à soigner, en deux jours, trois personnes qui ont failli mourir victimes d'une médication barbare appliquée à un prétendu choléra, qu'ils n'avaient peut-être pas.

Si chacun de mes confrères en a vu autant, faites le calcul : multipliez trois par deux mille, nombre des médecins de la capitale, vous arriverez à un chiffre de 6,000 victimes d'un choléra imaginaire dans l'espace de deux jours.

Des mesures quelconques prises par l'autorité ne peuvent que rassurer la population en lui faisant sentir qu'on veille sur elle et que des précautions sont prises pour garantir la santé publique.

Aux chefs intelligents des familles aisées incombe la responsabilité des mesures à prendre chez eux ; qu'ils exercent une surveillance incessante sur eux-mêmes, sur leurs enfants et leurs domestiques et qu'ils s'aident des lumières de leur médecin.

Ils doivent réunir chez eux les médicaments à employer dans les premiers moments, pour éviter la perte de temps nécessaire pour aller chez le pharmacien. J'indiquerai à la fin de cette lettre les moyens dont l'expérience m'a démontré l'efficacité.

Voyez quelle tranquillité d'âme vous est acquise par la connaissance de ce fait mis hors de conteste !

On peut toujours vaincre facilement le choléra en combattant ses premières atteintes.

Notre puissance contre le choléra s'arrête-t-elle là ? ne pouvons-nous plus rien quand, faute d'avoir été combattu dans son principe, il est devenu choléra confirmé ?

Mon expérience personnelle me permet de répondre encore : *le choléra confirmé n'est pas redoutable quand il est combattu sans retard.*

Si l'avenir qui peut nous être réservé me permet d'obtenir les succès que j'ai obtenus depuis que j'ai combattu le choléra avec une médication que je vais vous faire connaître, le choléra confirmé a trouvé son maître.

Permettez-moi, mon cher ami, dans un temps où les occupations ne manquent pas, de m'éviter un travail de composition en transcrivant ici une notice sur ce traitement du choléra confirmé, que j'ai communiquée à l'Académie de médecine, séance du 2 octobre 1865.

A Monsieur le Président de l'Académie de Médecine.

MONSIEUR LE PRÉSIDENT,

Au moment ou le choléra asiatique nous menace de nouveau de ses ravages, il est bon de visiter notre arsenal thérapeutique et d'y choisir les armes les meilleures pour notre défense.

Le devoir de chacun de nous est d'enrichir cet arsenal de moyens thérapeutiques que son expérence particulière lui a appris à manier avec succès.

C'est, conscient de ce devoir, que je viens communiquer à l'Académie et au Corps médical tout entier, une médication qui, dans une sphère, il est vrai, restreinte, m'a donné des résultats pourtant très-importants; car depuis le moment où j'ai eu l'idée de l'employer, c'est-à-dire vers la fin de l'épidémie de 1849, sur un nombre de 19 malades atteints de choléra épidémique confirmé, je n'ai pas perdu un malade.

Dans cette médication il est une action spéciale qui, indépendamment des résultats curatifs dans lesquels on pourrait ne voir qu'un effet du hasard, il est une action spéciale, dis-je, à laquelle j'ai attaché une grande importance.

Dès que la médication est commencée et la première dose de médicament administrée, dans la grande majorité des cas, les matières du second vomissement et de la seconde garde-robe ont perdu les caractères cholériques; les matières du troisième vomissement et de la troisième garde-robe conservent rarement ces caractères. Rares ont été les cas où un quatrième vomissement ou bien une quatrième garde-robe ont eu lieu, et jamais leurs produits n'ont offert les caractères cholériques.

En même temps que les évacuations perdaient leur caractère spécifique, les crampes cessaient.

Ces résultats importants ont eu lieu presque toujours dans la première demi-heure, dans quelques cas, dans la seconde demi-heure.

Mes recherches statistiques m'ont appris que les résultats les plus prompts obtenus par les médications réputées les meilleures ont, en général, exigé une douzaine d'heures. Je ne pense pas errer de beaucoup dans cette appréciation.

Voici la médication : je dirai ensuite comment l'idée m'est venue de la formuler et de l'appliquer.

L'agent actif de ma médication est un éméto-cathartique ainsi composé :
Pour un adulte, homme ou femme,

Ipécacuanha en p.	2 grammes.
Sulfate de magnésie.	10 —
Eau.	70 —

Administrée en une seule fois, en choisissant de préférence le moment où un vomissement vient d'avoir lieu.

Généralement j'ai administré moi-même le médicament, et si un vomissement avait lieu avant cinq minutes écoulées, je donnais immédiatement tout ou partie d'une nouvelle dose, suivant la quantité qui me paraissait avoir été rejetée; ceci m'est arrivé dans deux cas seulement.

Les évacuations et les crampes arrêtées, les douleurs persistant dans les muscles qui avaient été le siége de crampes et les accidents nerveux généraux étaient combattus par l'opium *intus et extra*, l'algidité par l'apposition de bouteilles remplies d'eau chaude, par des frictions avec la flanelle chaude; et la réaction qui ne tardait pas à s'établir était gouvernée dans ses excès par les moyens appropriés et connus, que je n'ai pas besoin de détailler ici.

Voici comment je suis arrivé à l'emploi de cette médication :

Après avoir, pendant la première période de l'épidémie de 1849, essayé, sans succès, beaucoup de moyens thérapeutiques, je résolus de procéder à une enquête dans les nombreuses publications faites jusqu'alors sur le choléra et de faire un relevé statistique des résultats annoncés par leurs auteurs. Une personne intelligente m'aida dans ce travail, et le résultat brut de cette enquête donna comme ayant eu les succès les plus nombreux et les plus constatés les purgatifs, les vomitifs, l'opium.

J'ai dit *le résultat brut*, c'est le seul que mon coopérateur m'ait fourni, de sorte que je n'oserais affirmer que ma formule n'ait été employée par quelque confrère; seulement je n'en ai pas eu connaissance.

Quant aux raisons qui me déterminent à réunir les deux premiers de ces trois médicaments, de manière à combiner leur action, les voici :

Il est évident pour tous que le tube digestif est le centre d'action de l'agent épidémique; il est, en outre, très-souvent, au début particulièrement, l'unique organe sur lequel cette action s'exerce ; les autres organes de l'économie restant entièrement étrangers à cette action, et dans l'état de santé parfaite. C'est une vérité que nous avons à peu près tous reconnue et qui a été constatée sans réplique par la grande enquête faite en Angleterre sur cette question.

Si l'agent épidémique agit d'abord si exclusivement sur le tube digestif, n'est-il pas permis de supposer que pendant cette période il y existe à l'état matériel et non absorbé encore; qu'enfin, lorsque introduit dans l'organisme il le trouble si profondément, il peut cependant exister encore dans son centre primitif d'action comme dans une sorte de quartier général? et alors ne s'expliquera-t-on pas que pendant que nous combattons ses effets sur l'ensemble de l'économie, lui, de son centre de bataille, continue à exercer sur l'organisme son action délétère, qui vient détruire, annuler si souvent notre action thérapeutique?

Dans cette hypothèse, n'y a-t-il pas lieu d'agir contre cet agent toxique de même que nous le faisons contre tous les poisons introduits dans le tube digestif?

N'y a-t-il pas indication de débarrasser d'abord le tube digestif de la partie du toxique qui n'a pas été encore absorbée, pour pouvoir ensuite combattre plus librement et plus efficacement les effets de la portion absorbée ?

Telles furent les questions que je me posai et qui me permettaient d'expliquer l'action avantageuse des deux évacuants appliqués jusque-là séparément.

Mais alors n'y avait-il pas avantage à agir simultanément plutôt que successivement, sur toutes les parties du tube digestif; afin d'arriver à une

plus complète et plus prompte élimination de l'agent toxique y existant ?
C'est la réponse affirmative à cette dernière question qui décida la composition de ma formule ; et dès mes premiers essais, les plus heureux résultats me démontrèrent que, si mes hypothèses n'avaient pas d'autre mérite, elles avaient au moins celui de m'avoir conduit au but que se propose tout praticien, la guérison.

A partir de ce moment je n'ai plus perdu un seul cholérique (1).

Le nombre de ceux que j'ai traités et guéris est de 19, chiffre qui se décompose comme suit :

<pre>
          En 1849.   12
          En 1850.   1
          En 1854. . . . . ,   6
                                                 ——
                    Total.   19   (2)
</pre>

Ce cas traité et guéri, en 1850, année où aucune épidémie cholérique n'a sévi à Paris, mérite une mention particulière.

Dans une maison de la place de la Madeleine, une domestique était morte du choléra dans une chambre-mansarde, en 1849; le cadavre enlevé, la chambre avait été immédiatement fermée sans qu'on eût enlevé les souillures provenant de la défunte. Une année après, au mois d'août 1850, cette chambre ayant été destinée à une autre bonne, celle-ci fût chargée de la nettoyer, et, pendant la nuit qui suivit cette opération, elle fût prise de cholérine, et le lendemain, à onze heures du matin, j'étais appelé auprès d'elle.

Dans ce moment la maladie avait acquis tous les caractères les plus violents du choléra asiatique. Vomissements et garde-robes spécifiques, crampes, algidité, cyanose intense, voix cassée, réduction rapide, cavités orbitaires creuses, etc. J'administrai moi-même le vomi-purgatif, et ses effets se prononcèrent de suite.

Une réaction énergique et qui pouvait être dangereuse chez ce sujet jeune et vigoureux, nécessita, entre autres moyens, une application de dix sangsues à l'anus faite le soir, et tout nouveau danger fut conjuré.

Les circonstances dans lesquelles ce cas s'est développé me paraissent donner à cette observation une importance toute particuliere.

J'ai pensé qu'il ne serait pas inutile d'employer quelques moyens prophylactiques pouvant détruire le germe épidémique au moment où il s'introduirait dans notre corps et avant qu'il ait manifesté sa présence.

Tout le monde connaît l'action du soufre contre l'oïdium de la vigne et du mûrier. L'action désinfectante du chlore et de ses préparations n'est ignorée de personne. J'ai fait entrer ces deux éléments précieux dans la composition de pastilles que leur goût agréable fera accepter avec plaisir même par les enfants.

Je résume les moyens préservatifs, abortifs et curatifs dont j'ai parlé.

---

(1) Ai-je besoin d'observer ici qu'il en est du choléra comme de toute autre maladie? Si l'on attend pour agir que le malade soit agonisant, tout remède sera impuissant. Ainsi, je viens de voir deux cholériques succomber sans que l'ipéca ait pu provoquer des vomissements.

(2) Plus trois nouveaux cas de choléra confirmé, guéris hier, sans compter pour ces jours-ci, cinq cas arrêtés au début, après plus de 24 heures de cholérine.

MOYENS PRÉSERVATIFS.

PASTILLES CHLORO-SULFURÉES

A prendre deux à jeun et quatre distribuées dans la journée à distance
des repas (1).

MOYENS ABORTIFS CONTRE LA CHOLÉRINE.

Infusion de camomille, de tilleul, de thé, additionnée d'une cuillerée
à café de rhum, de cognac, de chartreuse, d'alcool de mélisse, etc., une
tasse toutes les deux heures ou toutes les heures ; diète ; repos.

Le second jour, au matin, s'il y a lieu, une bouteille d'eau de sedlitz.

MOYENS CURATIFS CONTRE LE CHOLÉRA CONFIRMÉ.

Donner le plus tôt possible le vomi-purgatif qui suit :

> Ipécacuanha en poudre. . . . . . 2 grammes.
> Sulfate de magnésie . . . . 10 grammes.
> Eau. . . . . 70 grammes.

A prendre en une fois.

Attendre le premier vomissement sans donner autre chose. Donner une
seconde dose si la première est rendue trop vite.

Frictionner le siége des crampes avec

> Laudanum de Sydenham. . . . ⎫
> Teinture d'Arnica . . . . ⎬ Parties égales.
> Eau de-vie camphrée . . . . . ⎭

Une heure après l'administration du vomi-purgatif, donner toutes les
heures environ une pilule ainsi composée :

> Extrait aq. d'opium. . . . . 2 centigrammes.
> Extrait de gentiane, q. s.

Donner pour boisson de l'eau de sedlitz avec du vin alternée avec les
infusions excitantes.

Placer des bouteilles remplies d'eau chaude aux pieds et le long des
jambes jusqu'à complète réaction.

Dans tous les cas, le médecin doit intervenir aussitôt que possible.

Agréez, mon cher ami, l'assurance de mon affectueux dévouement.

BALDOU, d.-m.

Paris, ce 14 octobre 1865.

---

(1) On trouve dans toutes les pharmacies des pastilles de soufre et de chlorate
de potasse séparées. M. le docteur Baelrich, pharmacien aux Ternes, rue de
Demours, n° 2, a fabriqué, sur mes indications, des pastilles dans lesquelles ces
deux éléments se trouvent associés, de manière à réunir l'utile et l'agréable.

Paris. — Imp. Félix Malteste et Cie, rue des Deux-Portes-Saint-Sauveur, 22.

Paris.— Imp. FÉLIX MALTESTE et Cᵉ, rue des Deux-Portes-Saint-Sauveur 22.

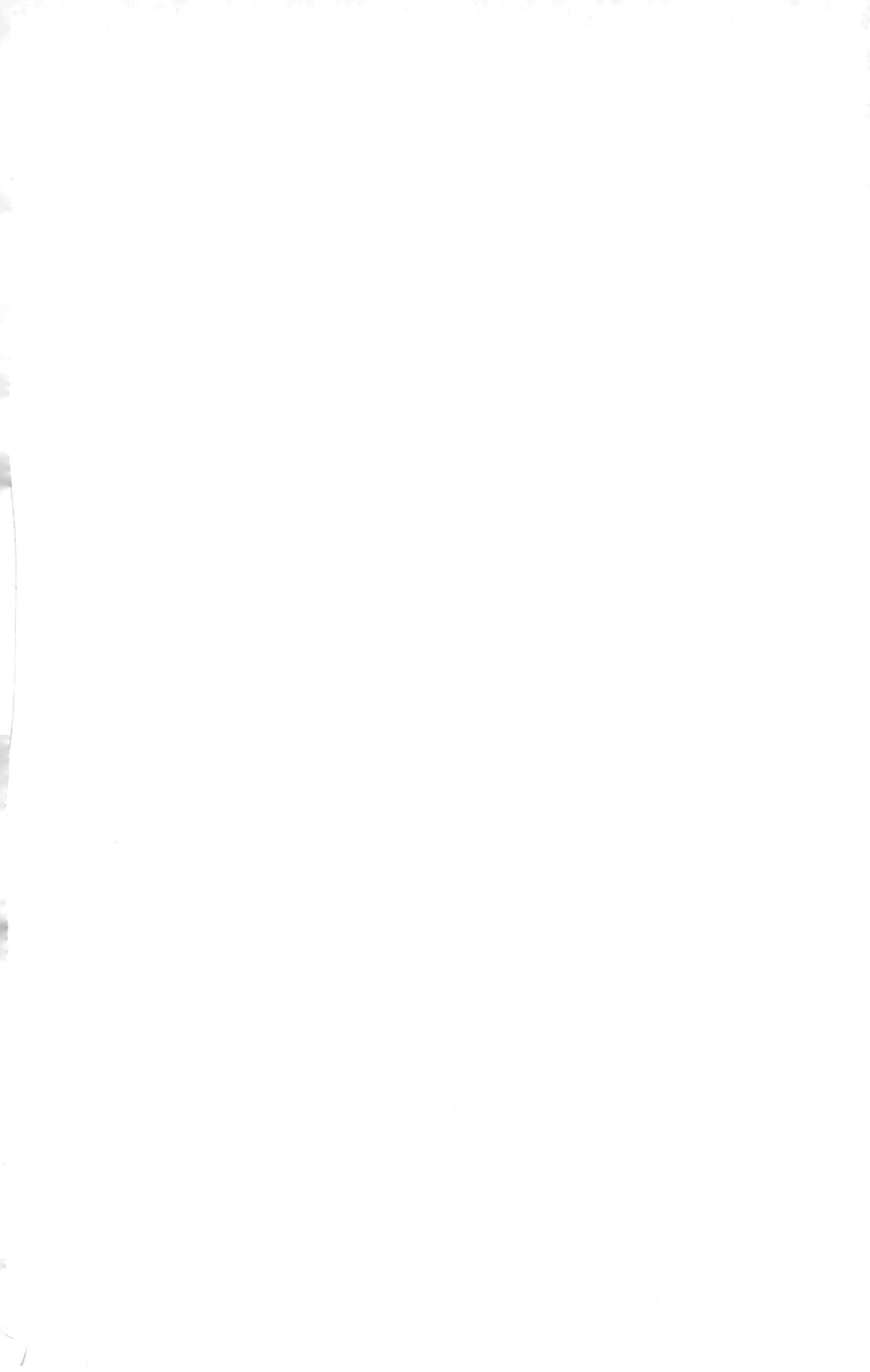